# QUELQUES CONSIDÉRATIONS CLINIQUES

## SUR

# LE TRAITEMENT

### DE

# L'ANGINE DIPHTHÉRITIQUE

### PAR

## Le Dr PETRINI (de Galatz)

*Médecin en chef de l'hôpital Colentina,*
*Professeur à la Faculté de médecine de Bukarest, Membre de la Société*
*de dermatologie et de syphiligraphie de Paris, etc.*

# PARIS

## O. BERTHIER, LIBRAIRE-ÉDITEUR

104, BOULEVARD SAINT-GERMAIN, 104

1890

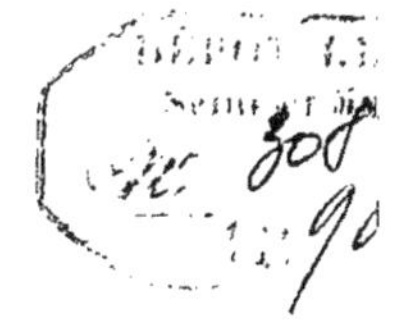

# QUELQUES CONSIDÉRATIONS CLINIQUES

SUR

## LE TRAITEMENT

DE

# L'ANGINE DIPHTHÉRITIQUE

PAR

## Le D<sup>r</sup> PETRINI (de Galatz)

*Médecin en chef de l'hôpital Colentina,*
*Professeur à la Faculté de médecine de Bukarest, Membre de la Société*
*de dermatologie et de syphiligraphie de Paris, etc.*

## PARIS

### O. BERTHIER, LIBRAIRE-ÉDITEUR

104, BOULEVARD SAINT-GERMAIN, 104

—

1890

ÉMILE COLIN — IMPRIMERIE DE LAGNY

QUELQUES CONSIDÉRATIONS CLINIQUES

SUR

# LE TRAITEMENT

DE

# L'ANGINE DIPHTHÉRITIQUE

## I

Dans mon service de l'hôpital Colentina, j'ai eu à traiter, depuis le 1er février 1887 jusqu'au 1er février 1889, c'est-à-dire pendant une période de deux années, 82 enfants atteints de diphthérie.

En donnant un compte rendu à l'éphorie des hôpitaux concernant ces cas, je veux, en signalant quelques méthodes de traitement proposées par différents auteurs, insister en même temps sur le traitement que je crois le plus rationnel, pour combattre cette terrible affection.

Je dirai tout d'abord qu'on se ferait une fausse idée de la gravité de cette maladie, si l'on se fiait aux soi-disant cas de diphthérie guéris merveilleusement en deux jours, par tel ou tel praticien.

Au contraire, les statistiques des hôpitaux de tous les pays avec leurs médecins respectifs, prouvent, et la gravité de la diphthérie, et le peu d'efficacité des moyens thérapeutiques qu'on a mis en usage.

Pour agir contre une maladie, il est de toute nécessité, avant tout, de connaître autant que possible sa pathogénie, son mode d'évolution, et pour la diphthérie, savoir si le mal est local ou général. Beaucoup de médecins, en effet, croient avoir affaire à un mal longtemps local, d'autres admettent l'infection générale avant l'apparition des lésions de l'isthme du gosier.

De l'opinion que l'on se fait donc de cette maladie dépend aussi la manière d'agir du médecin ; et, celui qui croit à un mal local agira, cela va s'en dire, seulement localement ; tandis que celui qui partage la deuxième opinion, mettra en première ligne le traitement général, et au deuxième plan le traitement local.

D'un autre côté, même dans ce cas, il y a une manière de faire différente, selon que l'on adopte les nouvelles données bactériologiques, ou qu'on ne fait aucun cas de la nouvelle science. Pour moi, qui crois aux bienfaits des acquisitions bactériologiques, je déclare avoir adopté, depuis quelques années déjà, une thérapeutique essentiellement antimicrobienne, tonique et strictement antiseptique, contre toutes les maladies à microbe pathogène.

En effet, convaincu que la plupart des affections sont dues à un microbe spécial, qui prolifère abondamment dans un organisme vicié, affaibli par différentes causes, ma préoccupation a toujours été de mettre l'organisme de ces malades dans de meilleures conditions de lutte, et de pouvoir empêcher ainsi la pullulation des germes morbides. D'un autre côté nous savons aujourd'hui que ce n'est pas tant les microbes eux-mêmes qui infectent l'organisme, mais bien les produits secrétés par ces bactéries. Si les microbes trouvent un terrain propre à leur développement ils se multiplient d'une manière effrayante ; ils attaquent rapidement nos tissus, et l'infection de l'organisme en est le résultat.

Il faut donc instituer un traitement qui puisse répondre à ces nécessités, et celui que je préconise répond, je pense, à ces données. Il ne faut pas attendre que les microbes aient pénétré tous nos tissus pour les détruire et les infecter, car alors il se peut qu'ils prennent le dessus ; et, comme il s'agit de savoir qui vaincra de la cellule animale ou de la cellule microbienne, force nous est d'agir de bonne heure.

C'est en se mettant sur ce terrain que les chirurgiens d'aujourd'hui tirent de si grands bénéfices en pratiquant les opérations les plus hardies avec des succès remarquables. Plusieurs chapitres de la pathologie chirurgicale ont aujourd'hui disparu, grâce à l'emploi des méthodes antiseptiques. Pourquoi donc tous les médecins n'agiraient-ils pas dans ce sens, et ne dirigeraient-ils pas leurs efforts vers la thérapeutique bactériologique ? N'a-t-on pas fait une assez longue expérience de l'ancienne méthode, pour légitimer un essai loyal de cette nouvelle ?

A ce propos, jetons un coup d'œil sur la statistique que M. Ernest Besnier a communiquée à la Société médicale des hôpitaux de Paris, dans ces dernières années. Cet éminent observateur s'exprime ainsi :

« Les progrès de l'hygiène publique sont aussi impuissants à arrêter la marche envahissante de la diphthérie, que les progrès de l'art médical à guérir ceux qu'elle a atteints ; sa mortalité, sans cesse croissante depuis vingt ans, a pris depuis dix ans une allure rapide qui l'a doublée et qui la met en permanence au premier degré de l'échelle comparée des maladies régnantes. Durant ces dix dernières années, marquées cependant par des épidémies graves, la fièvre typhoïde n'a causé à Paris que 13,004 décès ; les fièvres éruptives réunies : rougeole, variole, scarlatine que 14,100. Or la diphthérie à elle seule en a produit 16,629. Se rend-on bien compte dans le public administratif et parmi les médecins, de cet effroyable tribut ? Apporte-t-on médicalement et administrativement à cette situation toute l'attention qu'elle com-

porte? Nous ne le croyons pas, et, c'est à peu près en vain
que depuis tant d'années nous n'avons cessé de signaler le
mal et ses progrès incessants. »

La mortalité déterminée par l'angine diphthéritique est
donc bien plus grande que celle qu'on a observée dans la
variole, la scarlatine et la rougeole réunies.

Mais, de même que dans la variole, et nous voulons
entendre la variole grave, confluente, dans la diphthérie
*la morbidité de la maladie modifie sensiblement les résul-*
*tats thérapeutiques obtenus.* Faute d'avoir négligé ce côté
de l'*influence de la morbidité,* que quelques médecins
disent avoir obtenu des guérisons nombreuses, avec des
médications plus ou moins rationnelles.

Dujardin-Beaumetz, le clinicien très distingué de Paris,
en parlant du traitement de cette maladie dit (1) : « C'est
donc un mal que vous serez journellement appelés à combattre, et contre lequel malheureusement, vos efforts thérapeutiques échoueront bien souvent », et plus loin ce
même auteur dit : « *En effet, les constitutions médicales*
*de l'angine couenneuse sont plus ou moins malignes ; les*
*unes, comme celles* qui règnent en ce moment à Paris, sont
presque rebelles à toute médication, et nous voyons par
exemple cette année 1881, dans nos hôpitaux, sur les
1,255 cas de diphthérie 829 décès, soit 66 pour 100, tandis
qu'au contraire, dans d'autres localités, la mortalité est à
peu près nulle.

Quelle valeur peuvent avoir, maintenant, les statistiques
de guérisons merveilleuses qui suivent :

Sous le titre d'Angine couenneuse (croup), guérison en
quarante-huit heures, par *le chloral,* le D^r Ad. Mercier,
de Besançon (France) publie une brochure en seize pages,
où il soutient l'infaillibilité de ce mode de traitement,
(Voir *Journal de médecine de Paris,* janvier 1889). « Tout

(1) *Leçons de clinique thérapeutique,* 2^e vol. page 616. Paris, 1882.

d'abord on doit administrer au malade un vomitif à l'ipéca. Quand les envies de vomir ont cessé, on fait prendre au malade toutes les demi-heures, de deux à cinq grammes de sirop de chloral selon l'âge des malades, et pour que le chloral reste sur la muqueuse du gosier, pour satisfaire la soif des malades, on leur fait prendre les boissons ordinaires toujours avant, et, pas après avoir pris le chloral. »

« Selon l'auteur il faut administrer le chloral à de plus grandes doses au commencement, ce qui fait plonger les petits malades dans un état de somnolence ; chose qui facilite l'administration du remède.

Pour l'usage externe, il recommande l'emploi de l'onguent mercuriel belladonné afin de combattre l'engorgement ganglionnaire.

Avec ce traitement, dit l'auteur, après quarante-huit heures, il y a disparition complète des fausses membranes.

Ce traitement, dit le D<sup>r</sup> Mercier, infaillible pour la diphthérie du gosier, serait plutôt nuisible qu'utile, lorsque le mal s'est étendu au larynx et que la voix est devenue éteinte.

Sur 100 cas, le D<sup>r</sup> Mercier aurait guéri 95 cas par ce traitement, et les 5 insuccès sont attribués, par l'auteur, à l'emploi tardif de sa méthode. Eh bien ! pour ma part il m'est tout à fait difficile sinon impossible d'admettre ces merveilleuses guérisons par le simple emploi du chloral.

D'abord est-il bien sûr qu'il s'est agi, dans ces cas, de la diphthérie ? et, si on n'a jamais pu enrayer un mal virulent en deux jours, peut-on espérer l'obtenir, en ce qui concerne la diphthérie ? Comment peut-on admettre la disparition des fausses membranes diphthéritiques après quarante-huit heures, et cela seulement à la suite de l'emploi du chloral ? Loin de chercher à tenir les enfants dans la somnolence, comme le préconise le D<sup>r</sup> Mercier, il est indispensable, bien au contraire, d'exciter les petits malades, de les tenir éveillés, de les faire sortir de l'état de torpeur dans lequel ils sont plongés quelquefois par suite de l'infection générale, accident qu'on remarque assez fréquemment dans la vraie diphthérie.

Pour appuyer notre manière de voir, nous reproduirons ici les quelques paroles que M. Cadet de Gassicourt a prononcées dans la séance du 8 mai 1889 à la Société de Thérapeutique de Paris. « *A l'hôpital, dit-il, on n'agit que lorsque le diagnostic de la diphthérie est assuré, tandis que dans la clientèle, on considère souvent comme diphthéritiques des angines qui ne le sont pas. M. Comby qui est à la tête d'un dispensaire très vaste, où passent environ 7,000 enfants chaque année, n'a l'occasion de voir que 8 à 10 cas de diphthéries vraies pendant ce temps. Ce diagnostic trop rapide de la diphthérie en ville entraîne ce fait que l'on considère comme guéries, par tous les procédés possibles, des angines qui ne sont pas diphthéritiques.* »

C'est de cette dernière manière que nous considérons les trois cents cas de diphthérie guéris par le D<sup>r</sup> Lichtermann, et dont le « Praticien » du 12 novembre 1888 donne un compte rendu. Voici la méthode mise en usage par notre confrère qui pratique à Bérézowka, gouvernement de Cherson, où, paraît-il, la diphthérie règne presque toujours. Tout d'abord, il choisit la chambre la plus grande du local et la désinfecte avec du chlore. Une heure après, ventilation de la chambre ; puis on y installe le malade. Le traitement suivant est ensuite institué :

I. — Bain de pieds de 15 minutes, à 30 degrés centigrades, avec de la farine de moutarde. Après le bain, il enveloppe le malade dans une couverture de laine et le laisse transpirer pendant deux ou trois heures. On renouvelle le bain tous les soirs.

II. — Comme traitement local il administre : *a*) badigeonnage de l'arrière-gorge quatre fois par jour avec une solution de salicylate de soude dans la glycérine (1 gramme de salicylate pour 2 grammes de glycérine) ; *b*) gargarisme toutes les demi-heures avec :

| | |
|---|---|
| Chlorate de potasse. . . . . . . . | 6 grammes. |
| Eau. . . . . . . . . . . . . . . . | 180  — |

En même temps il fait prendre, à l'intérieur, deux potions : Une blanche, une autre rouge. La potion blanche est composée de :

| | |
|---|---|
| Chlorate de potasse . . . . . . . . | 3 grammes. |
| Sirop simple. . . . . . . . . . . | 30  — |
| Eau. . . . . . . . . . . . . . . . | 180  — |

à prendre toutes les heures.

La potion rouge est composée de :

| | |
|---|---|
| Acide chlorhydrique. . . . . . . . | 3 grammes. |
| Sirop de framboises. . . . . . . | 30  — |
| Eau. . . . . . . . . . . . . . . | 180  — |

à prendre aussi par cuillerée à bouche toutes les heures.

Le malade prend une cuillerée de la potion blanche et, immédiatement après, il prend une cuillerée de la potion rouge.

Les enfants au-dessous de deux ans prennent seulement une cuillerée à café de ces solutions ; au-dessus de cet âge, ils en prennent une demi-cuillerée à soupe.

En même temps, pulvérisations dirigées vers le lit du malade avec une solution d'acide phénique à 3 pour 100. Le malade crache dans un crachoir contenant une solution d'acide phénique à 5 pour 100.

Après vingt-quatre heures de ce traitement, la température du malade devient normale ; *et après quarante-huit heures disparition complète des fausses membranes.*

L'auteur aurait par ce traitement guéri presque tous les malades qu'il eut à soigner dès le premier jour.

Puisque sur 237 cas de diphthérie, dont 68 très graves, il dit avoir guéri 233 cas, il n'a perdu que 4 malades.

Dans une autre épidémie, sur 47 cas, il a perdu 8 malades ; mais, dit-il, précisément ces 8 tombèrent malades cinq jours avant son arrivée.

L'auteur émet la théorie suivante de l'efficacité de sa méthode :

« Sous l'influence d'une administration simultanée d'acide chlorhydrique et de chlorate de potasse, il se développe des acides de chlore, qui à l'état naissant agissent très énergiquement comme oxydants et microbicides. » Heureusement, l'auteur dit guérir par son traitement en deux jours ses malades, de telle sorte qu'il n'emploie sa médication interne, 3 *grammes* d'acide chlorhydrique en 180 grammes d'eau, que très peu de temps.

Différemment, il est à se demander que deviendraient, au cours d'une médication si énergique, les tissus si délicats de l'organisme.

Si on ne trouvait relatées tant de guérisons, si l'auteur ne semblait vouloir instituer sa méthode en panacée, puisqu'il prétend guérir tous les cas, nous ne dirions rien, puisque ce traitement est jusqu'à un certain point assez rationnel.

*Mais dire que quarante-huit heures après ce traitement il y a disparition des fausses membranes, et même disparition complète, c'est suffisant pour faire ériger en doute l'exactitude du diagnostic.*

En effet, quoique je n'aie eu à soigner, jusqu'à présent, que 250 à 300 cas d'angine depuis que je pratique, tant à l'hôpital qu'en ville, j'ai pu observer et c'est là ma conviction, que dans très peu de cas il est permis de poser dès le premier jour le diagnostic de la diphthérie. Le plus souvent on ne peut affirmer ce diagnostic que deux jours après l'invasion de cette affection. D'autres fois même, ce n'est que le troisième jour qu'on est en droit de porter ce diagnostic. Pourquoi cela? — Parce que le simple dépôt blanchâtre ou grisâtre qu'on observe tout d'abord sur les amygdales, accompagné d'une fièvre plus ou moins intense et de la rougeur de toute la région, n'autorise personne à dire qu'on aura affaire à une angine diphthéritique, lors même que dans la localité il y aurait de la diphthérie. D'abord, même pendant une épidémie bénigne de diphthérie, on peut avoir une simple angine tonsillaire ou herpétique, qui guérira très bien après cinq ou six jours de traitement. Ensuite, dans la même famille j'ai observé, et tout le monde a dû faire la même remarque, un ou deux enfants ayant la diphthérie, tandis que le troisième n'avait qu'une angine simple insignifiante. J'ai eu de pareils cas dans mon service de l'hôpital Colentina.

Par conséquent, dire qu'après quarante-huit heures il y a disparition complète des fausses membranes, cela n'autorise personne à croire qu'on a eu affaire à la vraie diphthérie, puisque, comme je viens de le dire, après ce temps il est très rare qu'on puisse affirmer la nature de l'angine à traiter.

La méthode de M. Lichtermann qui consiste à arrêter la marche d'une maladie infectieuse en deux jours ne peut être admise; et, force nous est de croire que, dans la plupart des cas, on a eu affaire à de simples angines, ou à des diphthéries tout à fait bénignes. Comment pourrait-on prétendre entraver la marche envahissante d'une affection virulente en deux jours, lorsqu'on n'a pas encore les données nécessaires pour affirmer le diagnostic?

Nous ne pouvons, quoi qu'on ait dit, juguler même la pneumonie, et peut-on le faire pour la diphthérie? Ne sait-on pas que cette dernière affection est plus dangereuse que presque toutes les autres maladies aiguës infectieuses?

Un savant très distingué, feu le regretté Damaschino, professeur de la Faculté de médecine de Paris, dans ses leçons sur les maladies des voies digestives (1) fait un assez sombre pronostic de la diphthérie. A la page 342, il dit : « Quelles sont, d'une façon générale, les terminaisons de la diphthérie pharyngienne ? Nous avons vu de quelle graves affections les fausses membranes sont les indices révélateurs. *La mort*, il faut bien le reconnaître, termine le plus souvent la scène morbide même dans les formes qui paraissent les moins sévères ; indépendamment du croup, elle peut survenir par infection, par syncope, ou par paralysie secondaire », et, à la page 344 : « *La guérison s'observe surtout dans les formes sporadiques ou dans le cours de certaines épidémies remarquablement bénignes.* » Puis un peu plus loin, même page : « On le voit, l'angine diphthéritique, quelle que soit sa forme, est toujours d'un *pronostic très sérieux ;* et l'on peut déclarer sans exagération que la diphthérie infectieuse est plus grave que le choléra, la fièvre jaune et le typhus. »

Du reste, tous les auteurs, tant français qu'allemands, sont d'accord sur la gravité exceptionnelle de la diphthérie et sur le peu d'efficacité de nos moyens de traitement.

Cependant, une nouvelle méthode de traiter cette affection a été proposée par M. le D$^r$ Gaucher à la Société médicale des hôpitaux, dans une séance du mois de février 1888 ; et, qui a été l'objet d'une assez longue discussion.

La méthode de cet auteur consiste dans l'ablation des fausses membranes et la cautérisation antiseptique de la muqueuse sous-jacente. M. Gaucher croit, par sa méthode, détruire sur place le mal, qui est tout d'abord local selon lui.

(1) Damaschino : *Maladies des voies digestives.* Paris, 1888, p. 342, 344.

C'est pourquoi il racle énergiquement les fausses membranes et cautérise la muqueuse avec de l'acide phénique d'après la formule suivante :

Acide phénique cristallisé. . . . . 5 à 10 grammes.
Camphre. . . . . . . . . . . . . . 20 à 30   —
Alcool à 36° . . . . . . . . . . .   10   —

On ajoute à cette solution un volume égal d'huile d'olives, ou d'huile d'amandes douces. On doit enlever deux fois par jour les fausses membranes par des frottements énergiques.

Pour calmer la douleur produite par cette méthode, l'auteur recommande, dans les intervalles, de grandes irrigations de la gorge, avec une solution phéniquée à 1 pour 100.

Sur 16 cas traités par cette méthode, M. Gaucher a obtenu 16 guérisons. — Dans tous ces cas il s'agissait surtout d'adultes ; mais la méthode réussit, d'après l'auteur, aussi bien chez les enfants. Il a observé que les urines des malades ainsi traités étaient noires, ce qui prouve l'absorption de l'acide phénique ; mais aucun de ses malades n'a présenté de cas d'intoxication.

Par cette méthode, M. Gaucher prétend s'opposer à la reproduction des fausses membranes et à l'infection générale.

Comme on vient de le voir M. Gaucher croit que le mal est toujours local, du moins au commencement, et, en le détruisant énergiquement sur place, il dit avoir toujours réussi. Mais, comme il le dit, il a appliqué lui-même sa méthode à 16 malades, la plupart adultes, et on sait que chez les enfants on ne peut agir aussi facilement, que leurs organes sont plus délicats, lors même qu'ils sont dociles au traitement. De sorte que, comme l'a très bien dit dans cette même séance le D$^r$ Cadet de Gassicourt, médecin de l'hôpital des Enfants à Paris, la méthode de

M. Gaucher est un peu barbare, et, selon moi, insuffi-
sante, pour vaincre une infection de l'organisme, et sou-
tenir les forces des malades. Si cependant cette méthode
était toujours couronnée de succès, on aurait le droit de
passer outre et d'agir carrément selon l'indication de
l'auteur. Mais, comme l'a très bien dit M. de Gassicourt,
il faudrait montrer que cette méthode réussit mieux que
les simples badigeonnages phéniqués, associés aux irrigations fréquentes.

D'un autre côté, l'acide phénique n'est pas plus antiseptique que le chloral, qui cependant n'est pas aussi
dangereux, aussi caustique que l'acide phénique. En
effet, au cours de la communication de M. Gaucher,
M. Joffroy, médecin des hôpitaux de Paris et professeur
agrégé de la Faculté, dit avoir employé, à l'hôpital des
Enfants, des irrigations au fond de la gorge, trois ou
quatre fois par jour avec une solution de chloral au deux
centième ; et des badigeonnages des fausses membranes
avec une solution au soixantième. Par ce traitement les
fausses membranes disparaîtraient assez rapidement,
mais, à la place, il resterait des ulcérations qui guérissent
ensuite.

Cette méthode est applicable, d'après M. Joffroy, chez
l'adulte et chez les grands enfants seulement.

Nous avons reproduit ci-dessus quelques méthodes de
traitement de la diphthérie, et quelques opinons des auteurs pour montrer la gravité de cette affection, et les
moyens employés pour combattre un mal si dangereux.

Le D<sup>r</sup> Gaucher, par sa méthode, prétend détruire le
mal localement, et, par l'absorption de l'acide phénique
dans l'organisme, il croit prévenir l'infection générale.

Cependant cette absorption il l'admet d'après la coloration des urines, et, non pas d'après une analyse chimique
ou microscopique des urines. *Puis ensuite, en instituant*

*son traitement, il n'a eu en vue que le mal local, qu'il s'est mis à détruire par des moyens énergiques.*

Mais comme presque toujours la lésion locale n'est que la manifestation de l'infection générale, c'est, je crois, une thérapeutique interne qu'on doit instituer dès le premier jour, concurremment, cela va sans dire, avec le traitement local.

Si même on était bien sûr que le mal est d'abord local, et l'infection générale secondaire, il n'y aurait pas de mal, je crois, à agir de la sorte. Mais si on pense aux phénomènes généraux, qu'on observe quelquefois alors qu'au fond de la gorge il n'y a encore que de la rougeur et une certaine tuméfaction des tissus, on doit, il me semble, admettre l'existence du germe morbide dans l'organisme, avant même l'apparition des fausses membranes. Le frisson, la fièvre dans ces cas ne peuvent être que le résultat de l'infection de l'organisme ; c'est la réaction de l'organisme contre le mal.

Et pourquoi considérerait-on la diphthérie comme étant un mal local tout d'abord? Est-ce parce qu'on y voit l'apparition des fausses membranes ? Mais nous avons nombre des maladies virulentes moins graves que la diphthérie, qui ont une évolution lente, sans cortège fébrile remarquable, et qui pourtant ne sont pas moins considérées comme maladies générales. La syphilis qui se manifeste par un syphilôme primaire après 15 à 25 jours d'incubation, est-elle une maladie locale?

La variole est-elle une maladie locale de la peau, puisqu'on observe un exanthème sur ce tégument? Je pourrais dire la même chose de la scarlatine, de la rougeole ; et on sait que, quoique l'éruption de ces exanthèmes passe vite, on a encore souvent beaucoup à faire. Que la porte d'entrée de la diphthérie soit le fond de la gorge, rien de plus admissible, puisque chaque affection presque a une prédilection pour tel ou tel organe ou tissu, et son mode d'évolution différent. *Mais ce que je crois, c'est que lorsqu'on constate la présence des fausses membranes, l'organisme est déjà peut-être infecté depuis deux ou trois jours au moins;* le mal, dès ce moment, ne peut plus être traité seulement comme un mal local.

## II

Ceci étant dit, je passe maintenant à ma manière d'agir dans le traitement de la diphthérie.

On doit mettre en pratique : 1° un traitement local ; 2° un traitement général, et 3° un traitement prophylactique.

Est-il nécessaire de combattre le mal localement, du moment que la reproduction des fausses membranes se fait avec une rapidité extraordinaire, lorsqu'elles ont été arrachées ou détruites par nos moyens thérapeutiques ?

Poser la question c'est la résoudre d'une manière positive. En effet, l'auto-infection dangereuse dans toutes les affections contagieuses, l'est bien plus dans la diphthérie, type d'affection contagieuse et infectieuse.

Aussi dans notre méthode de traitement lavons-nous largement le fond de la gorge de nos malades, toutes les demi-heures ; et cautérisons-nous avec des substances parasiticides les régions infectées.

Le meilleur traitement local serait certainement celui qui a la propriété de faire dissoudre les fausses membranes, de s'opposer à leur reproduction, et de rendre la région atteinte aseptique.

Les lavages très fréquents soit avec l'acide borique 5 pour 100, soit aussi avec l'eau de chaux, pourront souvent remplir la première condition. Tandis qu'une alimentation et un traitement interne toniques et antimicrobicides pourront satisfaire à la deuxième condition.

Contre une affection aussi grave que la diphthérie, on ne saurait formuler un traitement général qui soit couronné de succès dans tous les cas ; aussi, pour atteindre le même but, nous avons employé à l'intérieur tantôt l'iodoforme avec le sulfate de quinine, tantôt une potion avec du sublimé corrosif selon l'âge des malades, tantôt le chlorate de potasse avec l'essence de thérébenthine. Nous avons cependant administré toujours le même traitement local, et, tous nos petits malades, puisque nous avons eu à traiter surtout des enfants, prenaient avec la médication interne, employée suivant les circonstances, du perchlorure de fer 15 à 30 gouttes par jour.

La porte d'entrée de cette affection étant la cavité buccale, le fond de la gorge est le premier envahi : la chose essentielle est donc, comme je viens de le dire, de tenir ces régions dans une antisepsie rigoureuse. Par cela même on empêche la propagation et l'extension du mal vers les voies aériennes, larynx, bronches ; puisque souvent, comme on le sait, il y a tendance de propagation de ce côté. La diphthérie laryngée d'emblée est assez rare.

Voilà dans quel sens je crois qu'est utile, *indispensable même*, le traitement local de l'angine pharyngée diphthéritique.

On a de tout temps cherché les moyens capables de détruire le plus vite possible les fausses membranes. Il n'entre pas dans notre intention de faire ici une analyse de ces différentes méthodes.

Je dirai seulement que les solutions de soude ou de potasse caustique ont la propriété de dissoudre, plus rapidement que n'importe quelle autre substance, les fausses membranes. Cependant comme ces lésions se reproduisent assez rapidement dans la vraie diphthérie, il est, je crois, inutile de se servir de ces substances destructrices.

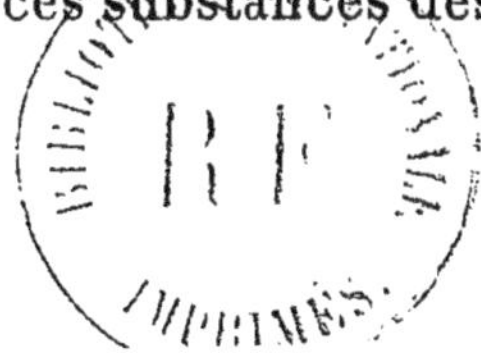

2

L'eau de chaux est plus inoffensive et assez puissante, employée en irrigations répétées au fond de la gorge.

*Mais ce n'est pas tant la destruction, l'arrachement des fausses membranes qui doit être la préoccupation du médecin dans la diphthérie. C'est de mettre l'organisme en état de pouvoir lutter contre une pareille affection, en empêchant la pullulation des microbes pathogènes,* à diminuer leur nombre, afin que l'organisme ne soit vite infecté par les sécrétions toxiques de ces bactéries.

Voici donc comme je procède : Tous les malades reçus dans mon service d'hôpital sont lavés toutes les demi-heures pendant le jour, toutes les heures si c'est possible, pendant la nuit, avec une solution d'acide borique à 5 pour 100.

Ces lavages du fond de la gorge réussissent parfaitement, même chez les petits enfants. On remplit l'irrigateur Eguisier, et, pendant qu'une personne tient entre ses bras l'enfant avec la tête penchée en avant, on introduit la canule de l'appareil dans la cavité buccale, et, en faisant vite manœuvrer l'irrigateur, la solution lave avec un jet assez rapide tout le fond de la gorge. Ensuite je cautérise les parties couvertes des fausses membranes avec le mélange suivant :

| | |
|---|---|
| Hydrate de chloral. . . . . . . . . | 4 grammes. |
| Acide salicylique. . . . . . . . . . | 2 — |
| Glycérine . . . . . . . . . . . . . | 50 — |

Ces cautérisations sont plus difficiles à exécuter chez certains enfants. Aussi il faut leur mettre entre les dents un bouchon de liège pour pouvoir agir. Je me sers de pinceaux faits avec du gros fil blanc, semblables à ceux qu'on emploie à l'hôpital Saint-Louis de Paris, dans le traitement de certaines dermatoses. Ils sont bien préférables aux pinceaux faits avec de la ouate ou de la simple charpie.

*De sorte que pendant vingt-quatre heures mes malades sont lavés et cautérisés avec des substances antiseptiques au moins trente fois.* En même temps, je fais prendre à l'intérieur une cuillerée à café toutes les heures, et cela alternativement des deux potions suivantes :

> Infusion de tilleul. . . . . . 125 grammes.
> Sublimé corrosif . . . . . . . 0.002 milligrammes.
> Sirop de tolu. . . . . . . . . 30 grammes.

Selon l'âge, j'augmente la dose du sublimé corrosif.

> Infusion de tilleul. . . . . . 125 grammes.
> Chlorate de potasse. . . . . . 2   —
> Sirop de térébenthine. . . . 25   —

En outre, chaque enfant malade de diphthérie doit prendre avant chaque repas de 10 à 15 gouttes de perchlorure de fer.

Les premiers jours, lorsqu'il y a de la fièvre, j'ai employé le sulfate de quinine avec l'iodoforme, les lavages et les cautérisations comme je viens de le dire, et pas de potion. Avec une alimentation suffisante du lait, du bouillon, du vin généreux aux plus grands enfants. J'emploie, selon les cas des injections d'éther sulfurique, et cela même chez les tout petits enfants.

Lorsqu'il y a extension des fausses membranes au larynx, je commence tout d'abord par un vomitif avec sulfate de cuivre. Mais avant l'administration de ce remède, je fais une injection d'éther aux petits malades, pour éviter la dépression des forces.

Ainsi donc nous pensons que notre méthode de traitement correspond aux données bactériologiques. D'une part, nous tâchons de tenir dans un état d'antisepsie absolue les régions atteintes par la maladie ; de l'autre, par l'emploi interne du sublimé, du fer, de l'iodoforme avec la quinine, selon les cas, nous cherchons à mettre l'organisme dans l'état de pouvoir lutter contre l'infection et l'envahissement par le microbe de Klebs-Loffler.

Nous pouvons affirmer que par cette méthode nous n'avons eu que des succès en ville ; tandis que, à l'hôpital, nous avons eu assez de décès, comme on en jugera en lisant notre statistique. Cette différence de résultat se comprend lorsqu'on pense aux conditions dans lesquelles se présentent nos malades à l'hôpital.

D'abord, ce sont toujours des enfants de familles ouvrières, affaiblis par de mauvaises conditions hygiéniques.

Ensuite on les amène à l'hôpital après qu'ils ont été soignés chez eux d'une manière plus ou moins empirique. Dans ces conditions, on comprend si un traitement quelconque peut enrayer les progrès de l'infection.

Enfin, à l'hôpital, quoique nous ayons des pavillons isolés pour la diphthérie, on ne doit pas oublier qu'il y a plusieurs formes de cette affection. De la sorte et malgré toutes les précautions, une diphthérie légère, commune, peut devenir foudroyante, toxique, étant dans la même salle avec un semblable cas. L'idéal serait donc d'avoir autant de pavillons et de salles qu'il existe de formes de diphthérie.

Cependant ces considérations ne sont pas applicables complètement à ma statistique, puisque nous n'avons jamais eu d'encombrement de malades atteints de diphthérie. Toute la différence entre les cas observés en ville, et ceux qu'on voit à l'hôpital, tient à ceci : Les malades ont été amenés trop tard et ils étaient dans de mauvaises conditions hygiéniques.

Je continue avec ce traitement jusqu'à ce que les fausses membranes cessent complètement de se reproduire.

Ce résultat s'obtient, en général, après six à huit jours

de traitement, si toutefois on soigne ces malades dès le début.

III

Il est incontestable que ce traitement, comme n'importe lequel, ne peut avoir une grande efficacité lorsque les malades se font soigner après quatre à cinq jours du début de la maladie, puisque dans la plupart de ces cas, l'infection générale étant au maximum, les médicaments parasiticides que nous employons pour l'usage interne sont impuissants à la dose ordinaire, physiologique pour empêcher la pullulation des microbes. On sait que lorsque la diphthérie a envahi l'organisme dans toutes ses molécules, la moindre écorchure, l'application d'un vésicatoire sur la peau, donnent lieu à la production de plaques diphthéritiques, ce qui prouve, comme je viens de le dire, l'infection générale de l'organisme. *Eh bien ! dans ces cas, les meilleurs médicaments parasiticides ne peuvent empêcher la multiplication des microbes ni détruire ceux qui existent : il faudra des doses énormes, ce qui détruira les tissus de l'organisme, avant de détruire les germes morbides.*

Voilà dans quel sens et à quelle époque je crois que la médecine de nos jours devient tout à fait impuissante.

Ces idées me sont suggérées par l'analyse des cas de ma petite statistique.

En effet, sur les 82 cas de diphthérie que j'ai eu à traiter à l'hôpital depuis le 1er février 1887 jusqu'au 1er février 1889, j'ai guéri 51 malades et j'en ai perdu 31.

Mais, en y regardant de près, nous constatons que parmi les 31 décès :

19 malades sont restés dans le service d'une demi journée à un ou deux jours, et que :

4 malades sont restés seulement une demi journée, c'est-à-dire qu'ils ont été reçus moribonds.

12 malades sont morts après une journée de séjour dans le service, et enfin 3 malades moururent après deux jours de traitement.

Pour les autres 12 cas de décès, nous trouvons que :

5 malades sont morts trois jours après leur entrée dans nos salles.

3 malades après quatre jours.

1 malade est mort à la suite de trachéotomie après 18 jours de soins.

Un autre malade, après 16 jours ; il était atteint aussi de tuberculose pulmonaire.

Enfin un autre malade est mort après quatre jours à la suite d'une complication de pneumonie double.

Et, un autre atteint d'une angine hypertoxique est mort subitement, alors que les fausses membranes avaient cessé déjà de se reproduire, et, que nous croyions à une réussite.

Ces dates parlent d'elles-mêmes, et justifient le décès des 19 cas mentionnés par suite de la rentrée de ces malades à une période déjà trop avancée de la maladie, alors que l'organisme était déjà gravement déjà infecté.

*On ne peut pas considérer comme ayant suivi un traitement des malades qui arrivent à l'hôpital un jour avant de mourir.* Or, parmi ces 19 cas de décès, 16 peuvent être considérés comme moribonds, puisque 12 sont morts le lendemain de leur arrivée, et quatre après une demi journée seulement de séjour dans mon service.

Parmi nos 82 cas de diphthérie, nous en avons eu 54 de diphthérie grave ; 10 cas de diphthéroïde, ou angine diphthéritique commune ; et 18 cas de croup.

Dans le nombre de 31 décès mentionnés, nous trouvons 14 cas de mort par croup ; et 17 par angine diphthéritique forme grave.

Au point de vue du sexe, nous trouvons 47 garçons et 35 filles. L'âge de ces malades a été le suivant :

| Nombre des malades. | Age des malades. |
| --- | --- |
| 11 | de 1 année. |
| 8 | 2 ans. |
| 7 | 3 — |
| 7 | 4 — |
| 6 | 5 — |
| 7 | 6 — |
| 10 | 7 — |
| 5 | 8 — |
| 5 | 9 — |
| 2 | 10 — |
| 2 | 11 — |
| 7 | 12 — |
| 2 | 13 — |
| 1 | 14 — |
| 2 | 16 — |

De sorte que la première et la septième année ont été les plus éprouvées.

Sur les 47 garçons, nous avons eu 31 cas de guérison et 16 décès ; et dans ce nombre, nous en constatons 23 affectés d'angine diphthéritique grave ; 5 d'angine diphthéroïde ; et 3 de croup.

Parmi les 16 décès, nous avons eu 9 cas d'angine diphthéritique hypertoxique et 7 de croup.

Sur les 35 filles nous avons eu 20 cas de guérison et 15 décès.

Parmi les vingt cas guéris, nous notons 14 cas de diphthérie grave ; 5 d'angine diphthéroïde et un cas de croup.

Sur les 15 décès il y a eu 8 cas d'angine diphthéritique hypertoxique et 7 cas de croup.

De cette analyse, il résulte que nous avons eu plus de décès parmi les filles que parmi les garçons ; de sorte qu'on peut évaluer la mortalité à 33 pour 100 pour les garçons et à 44 pour 100 pour les filles ; et en moyenne cette mortalité a été de 38 pour 100.

Cependant, comme cette petite statistique nous l'a fait voir, parmi le total de 31 décès, 16 malades sont entrés moribonds, qu'on doit par conséquent retrancher du nombre des malades qui ont subi un traitement.

Donc si du total de 82 cas nous déduisons les 16 moribonds, il reste 66 cas que nous avons eu à traiter. Sur ce nombre, nous avons donc eu 51 guérisons et 15 décès, soit 15 morts sur 66 cas traités ; ce qui revient à une mortalité de 22,48 pour 100.

Comme nationalité nous trouvons :

| | | |
|---|---|---|
| 51 | cas de nation | roumaine. |
| 15 | — | juive. |
| 4 | — | hongroise. |
| 6 | — | allemande. |
| 5 | — | polonaise. |
| 1 | — | suisse. |

Certes ce n'est pas encore là un grand résultat obtenu, ce n'est pas à ce résultat qu'une méthode basée sur les données microbiologiques doit aboutir. Mais, en tenant compte comme on le sait de l'état dans lequel se trouvent la plupart des malades qui entrent dans nos hôpitaux, de leur constitution débile, et même de l'installation dont nous disposons, on comprend qu'on ne peut guère obtenir de meilleurs résultats.

Quoi qu'il en soit, nous devons nous tenir pour satisfaits des résultats obtenus par l'emploi de notre méthode, puisque nous avons eu une bien moindre mortalité que celle des hôpitaux de Paris.

Ainsi, sur 100 cas de diphthérie soignés à l'hôpital des enfants de Paris (1), et en regard avec quelques années, on compte le nombre de décès suivant :

(1) De Cresantignes : *Thèse de Paris sur la diphthérie*, Paris 1885.

| Année. | Sur 100. |
|---|---|
| 1880. . . . . . . . | 72.07 |
| 1881. . . . . . . . . | 71.010 |
| 1882. . . . . . . . | 60.07 |
| 1883. . . . . . . . | 64.97 |

C'est donc avec les chiffres obtenus dans les hôpitaux qu'on doit comparer, si on veut apprécier nos résultats, et non avec les statistiques des médecins mentionnés au commencement de ce travail, et qui disent avoir guéri tous leurs malades, alors que le diagnostic ne pouvait être absolument exact pour les motifs indiqués déjà.

Je crois qu'on doit préférer l'acide borique à l'acide phénique pour les lavages du fond de la gorge, puisque parmi toutes les autres substances antiseptiques l'acide borique possède des qualités précieuses.

Il est excellent antiseptique, nullement caustique et insipide. De sorte que si toutefois les malades avalent involontairement quelque peu de cette solution, chose qui ne peut arriver, en tenant la tête de l'enfant penchée en avant, ils n'en seront pas intoxiqués, ce qui pourrait arriver avec les solutions d'acide phénique.

Je dirai même que ce dernier parasiticide peut nuire par sa causticité, même lorsqu'il est employé localement, comme dans la méthode de M. Gaucher.

Quant aux autres substances que nous avons employées à l'intérieur : le sublimé corrosif ; le fer, la térébenthine et le chlorate de potasse ; le chloral et l'acide salicylique en badigeonnages, on ne peut je crois, contester leur pouvoir parasiticide, et, beaucoup d'auteurs se sont félicités de l'emploi du chlorate de potasse à l'intérieur. On sait cependant que le chlorate de potasse n'agit pas comme antiseptique ; et on ne doit pas dépasser les doses de 2 à 3 grammes chez les enfants.

Dans deux cas, un en ville, un autre à l'hôpital, nous

avons employé, parallèlement à un traitement tonique, la méthode des fumigations du D<sup>r</sup> Delthil, avec de l'essence de térébenthine, et, quoique chez un des malades, un enfant, les fausses membranes se propageassent déjà vers les voies respiratoires, ces deux enfants ont guéri.

Mais il y a un grand inconvénient dans la méthode de Delthil ; la fumée épaisse et noire qui résulte de ces fumigations n'étant pas bien supportée par tous les parents de ces malades ; nous avons dès lors institué notre méthode, dans laquelle, comme on vient de le voir, nous avons aussi administré l'essence de térébenthine à l'intérieur. Dans quelques cas nous avons cautérisé les fausses membranes pharyngiennes avec de l'essence de térébenthine dans de la glycérine, en y ajoutant de l'acide salicylique.

L'acide salicylique que nous employons depuis trois ans sous cette forme est aussi considéré comme très efficace, par MM. Cadet de Gassicourt, Hallopeau et Huchard médecins des hôpitaux de Paris, qui en ont fait une communication dans ce sens à la Société de thérapeutique de Paris le 8 mai 1889.

M. Huchard dit avoir vu les fausses membranes disparaître rapidement. Les résultats que nous avons aussi obtenus viennent à l'appui de ces auteurs. De même, dans la même séance de la Société de thérapeutique, M. Vigier, pharmacien très distingué, a dit que la glycérine dissout mieux que l'eau l'acide salicylique. C'est aussi là notre opinion, depuis trois ans, puisque dans notre formule nous mettons l'acide salicylique dans la glycérine 3 ou 5 pour 50 gr. de glycérine.

Quel est le traitement prophylactique de la diphthérie?

Si les bienfaits de la prophylaxie sont considérables à tous les points de vue, ils sont autrement puissants dans la prophylaxie d'une affection aussi grave que la diphthérie. Sans insister et rassembler beaucoup des faits pour prouver ce que nous venons de dire, il me suffira de mettre sous les yeux de nos lecteurs la mortalité par la diphthérie observée à Paris, avant et après la création des pavillons d'isolement pour les diphthéritiques.

Ainsi, alors qu'en 1876 la mortalité à l'hôpital Trousseau de Paris a été 88 pour 100, en 1887 de 81 pour 100, et en 1878 de 79 pour 100 ; elle a été de 70 pour 100 en 1879, année de la création des pavillons séparés ; et, quelques années après, la mortalité est tombée au chiffre de 62 pour 100.

La même chose s'est passée à l'hôpital des Enfants malades de Paris. Ainsi, en 1880 la mortalité est de 72 pour 100, tandis qu'elle est de 60,07 pour 100 en 1882, lorsqu'on ouvre un pavillon séparé, pour tomber à 57, 1 pour 100 en 1883 (1).

Il faut aussi noter qu'avec l'ouverture des pavillons séparés pour les diphthéritiques, les cas autrefois si fré-quents dans ces hôpitaux de Paris, parmi les autres enfants, ont sensiblement diminué et disparu presque dans ces derniers temps, grâce aux mesures prophylactiques prises.

C'est aussi à la suite des prescriptions d'antisepsie que

(1) Voir De Cresantignes, *loco cit.*, page 45.

nous avons fait que, dans notre service, aucune personne
de l'intérieur de l'hôpital n'a été atteinte de diphthérie.

Pour être infecté il est nécessaire, on le sait bien, que
les produits diphthéritiques du malade soient en contact
direct avec une écorchure épithéliale d'une personne saine.

Par l'air de la salle des malades on n'est exposé à
contracter la diphthérie que dans le cas où les secrétions
morbides des diphthériques ont été abandonnées à dessé-
cher à l'air libre, c'est pour cette raison que nous recom-
mandons que tous les produits secrétés de ces malades
soient immédiatement mis dans une solution de 5 pour 100
d'acide phénique ; il faut donc éviter le contact des produc-
tions, ou excrétions morbides avec nos tissus. En suivant
donc ces données nous affirmons qu'aucune personne du
service, externes, internes, surveillantes, infirmières,
presque toujours en contact avec les malades, n'a eu rien
à souffrir de ce côté.

Toute la prophylaxie se réduit donc à ceci :

Les personnes qui soignent les malades doivent éviter
le rapport intime avec les germes morbides. On y arrive
en faisant attention de ne pas s'innoculer lorsqu'on lave
la gorge des malades.

De même, le médecin ou l'interne, lorsqu'il ouvre la
bouche du malade, et qu'il applique l'abaisse-langue, doit
tenir sa bouche fermée, parce qu'il peut arriver que le
malade vous crache à la figure, et la bouche plus que le
visage peut être contaminée.

De même les personnes qui soignent les malades doivent
elles-mêmes être toujours propres pour éviter de propager
à leur tour, par leurs mains ou vêtements, la maladie.

Les produits de sécrétion des malades doivent être mis
au feu, ou bien dans une solution forte d'acide phénique
5 pour 100. Les meubles, la vaisselle, couteaux et four-
chettes, et tout ce qui a été en contact avec le malade
doit être désinfecté soit par un lavage à l'eau bouillante

avec de la lessive, soit, selon les objets, avec de l'acide phénique. Nous avons toujours fait désinfecter les salles disposées pour recevoir les diphthéritiques avec du soufre, qu'on faisait brûler sur du charbon ardent dans un vase au milieu de la chambre avec les fenêtres fermées, ouvrant ensuite les fenêtres.

Il faut 15 à 30 grammes de souffre par mètre cube selon les cas qu'on a eus dans la salle.

De même, avec le traitement institué, nous faisons faire des vaporisations avec de l'acide phénique 2 pour 100, auprès des lits des malades.

Strumpell (1) rejette les pulvérisations d'acide phénique 5 p. 100, craignant l'intoxication, et il donne la préférence au spray avec une solution borico-salicylée. (Eau : 1200 gr., acide borique : 20 gr., acide salicylique : 4 gr.)

Lorsque les malades devaient sortir de l'hôpital, ils prenaient tout d'abord un bain au sublimé ou avec du soufre et leurs vêtements étaient soigneusement désinfectés à l'étuve, lorsque l'appareil de la mairie, l'étuve Geneste et Herscher, était à notre disposition, ou bien à son défaut nous faisions tenir ces vêtements aux fumigations d'acide sulfureux.

C'est ici le lieu de dire que pour obtenir encore de meilleurs résultats, il faudra construire de meilleurs pavillons que ceux que nous possédons actuellement à l'hôpital Colentina, et qu'il faudra avoir comme auparavant une surveillante pour exécuter les ordonnances du médecin.

Avant de finir avec la prophylaxie de la diphthérie nous allons dire encore deux mots, qui sont toujours du domaine de la thérapeutique.

Pour instituer un traitement, nous avons dit, au début de ce travail, qu'il faut bien établir le diagnostic. Il faut donc se rappeler que quelquefois le malade a déjà les

(1) *Traité de pathologie interne*, t. Ier de 1887, page 97.

fausses membranes au fond de la gorge, sans que d'autres signes attirent l'attention; cela s'observe chez les enfants. On ne saurait donc trop recommander à ceux qui ont des enfants une observation rigoureuse, surtout pendant une épidémie de diphthérie.

En cas d'épidémie surtout, même alors que le médecin n'est pas encore autorisé à poser un diagnostic certain, il doit prendre toutes les précautions de prophylaxie et administrer un traitement approprié.

Il ne doit pas oublier que l'apparition précoce d'adénopathie intense est un signe en faveur de la diphthérie.

En cas d'embarras dans le diagnostic entre une angine diphthéritique et une angine herpétique, on ne doit pas oublier que dans la diphthérie, lorsqu'on enlève les fausses membranes, elles se reproduisent bientôt; tandis qu'une fois arrachées, elles ne se reproduisent plus dans l'herpès guttural.

Certes, lorsque les fausses membranes ont une coloration d'un gris sale, jaunâtre, brunâtre, on peut dire qu'il s'agit d'une diphthérie. De même on peut être tranquille lorsque l'on a un herpès labial avec une angine; dans ce dernier cas, l'angine est toujours herpétique.

Pour nous résumer nous dirons :

I. Que l'angine diphthéritique est une des affections contagieuses et infectieuses aiguës qui occupent la première place dans le cadre de la malignité.

II. Contre une semblable affection, il est téméraire de croire qu'une seule substance médicamenteuse peut suffire.

III. Qu'il faut au contraire mettre l'individu atteint en état de pouvoir lutter énergiquement contre l'invasion des microbes ; en cherchant les moyens de neutraliser la toxicité de leurs produits de sécrétion.

IV. Pour cela il faut d'une part tenir la lésion initiale dans un état d'antisepsie rigoureuse, par les lavages et attouchements antiseptiques très fréquents, de vingt à trente fois en vingt quatre-heures.

V. D'autre part, administrer à l'intérieur, aux doses que nous venons d'indiquer, les médicaments qui empêchent la pullulation des microbes, en leur refusant un terrain favorable de culture. La quinine, l'iodoforme, le sublimé corrosif, le perchlorure de fer, la térébenthine, peuvent, je crois, agir dans ce sens.

VI. Une alimentation tonique, des injections d'éther au besoin, pourront déterminer souvent un résultat heureux.

FIN

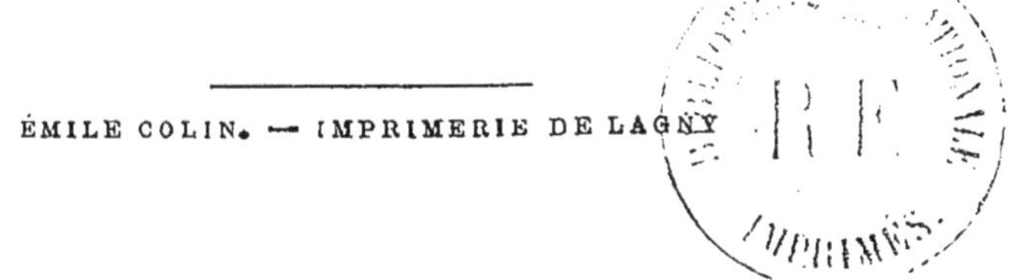

ÉMILE COLIN. — IMPRIMERIE DE LAGNY

www.ingramcontent.com/pod-product-compliance
Ingram Content Group UK Ltd.
Pitfield, Milton Keynes, MK11 3LW, UK
UKHW022359120726
13694UKWH00005B/1980